DE

L'ACONITINE CRISTALLISÉE

PAR

H. DUQUESNEL

PHARMACIEN DE PREMIÈRE CLASSE
LAURÉAT DE L'INSTITUT (ACADÉMIE DES SCIENCES),
ET DE L'ACADÉMIE DE MÉDECINE.

PARIS

LIBRAIRIE J. B. BAILLIÈRE ET FILS

Rue Hautefeuille, 19, près le boul. St-Germain.

1891

DE
L'ACONITINE CRISTALLISÉE

PAR

H. DUQUESNEL

PHARMACIEN DE PREMIÈRE CLASSE

LAURÉAT DE L'INSTITUT (ACADÉMIE DES SCIENCES),

ET DE L'ACADÉMIE DE MÉDECINE.

PARIS

LIBRAIRIE J. B. BAILLIÈRE ET FILS

Rue Hautefeuille, 19, près le boul. St-Germain.

1891

ORDRE DES MATIÈRES

DE

L'ACONITINE CRISTALLISÉE

Introduction.

Parmi les médicaments nouveaux, il en est beaucoup qui ne tardent pas à voir disparaître leur succès éphémère, lorsqu'une étude sérieuse et réfléchie permet d'apprécier leur véritable valeur: quelques-uns au contraire, acquièrent rapidement leur place parmi les grands médicaments.

De ce nombre est l'**Aconitine cristallisée,** principe actif de l'Aconit Napel, qui a pris depuis quelques années une importance considérable en thérapeutique, aussi bien en France qu'à l'étranger.

C'est un médicament précieux, véritablement héroïque, quand il est renfermé dans les limites de ses indications. Mais, parce qu'il réussit dans un grand nombre de formes et d'entités morbides, on compromettrait singulièrement ses mérites réels si on voulait généraliser son emploi en l'appliquant à des états pathologiques trop nombreux.

Les travaux de Laborde, de Gubler, d'Oulmont, de Franceschini, de Dumas de Cette, de Séguin de New-York, etc., ont fait connaître tout le parti que la médecine pouvait tirer de ce médicament qui peut être considéré comme nouveau si on le compare à l'ancienne Aconitine, produit amorphe d'une activité éminemment variable, par suite dangereux et justement abandonné ou frappé de discrédit.

En découvrant et publiant (1) un procédé à l'aide duquel on obtient un principe actif cristallisé, toujours identique, bien défini par cette même forme cristalline, d'une action constante et par suite d'un dosage facile en même temps que rigoureux, nous avons permis aux médecins d'introduire dans la thérapeutique un médicament d'une activité puissante en même temps que sûre.

Aussi après plusieurs années d'une expérimentation favorable et lorsque le dernier Codex en a consacré l'emploi en inscrivant l'**Aconitine cristallisée**, à l'exclusion des autres aconitines, au nombre de ses préparations, nous paraît-il utile, nécessaire même, de publier dans cette note un aperçu des *caractères chimiques*, des *préparations pharmaceutiques* de l'Aconitine cristallisée et, en nous aidant des travaux déjà publiés et surtout des indications du docteur Laborde, des principaux *effets physiologiques* et des diverses *applications thérapeutiques* de ce médicament obtenu dans notre laboratoire et qui a servi aux expériences ainsi qu'aux applications cliniques des auteurs précités.

---

(1) De l'Aconitine cristallisée et des préparations d'Aconit par H. Duquesnel, 1872. Mémoire couronné par l'Institut. Paris, J. B. Baillière.

Nous nous proposons également d'indiquer *ses doses* et *son mode d'emploi* le plus convenable en nous basant sur un nombre d'observations déjà considérable de façon à éviter tout accident, en atteignant en même temps le but thérapeutique désiré.

Car nous croyons indispensable de porter à la connaissance des médecins qui prescrivent l'Aconitine cristallisée qui est maintenant l'Aconitine du Codex, si différente et par ses caractères et par son action de l'ancienne Aconitine amorphe, ces renseignements souvent insuffisants ou incomplets dans les formulaires qu'ils ont entre les mains.

Préparation, caractères chimiques de l'Aconitine cristallisée.

L'Aconitine cristallisée est extraite de la racine d'Aconit Napel (*Aconitum Napellus* L, famille des Renonculacées) dont on ne parvenait à retirer avant nos recherches qu'un alcaloïde amorphe impur, plus ou moins coloré, souvent très actif, parfois presque inerte et ne présentant aucune garantie sérieuse.

Nous l'obtenons par un procédé dont les avantages sont basés sur l'emploi de l'alcool fort, d'un acide végétal et surtout d'une température aussi basse que possible.

Il résulte, en effet, d'expériences plus récentes

que le principe actif de l'Aconit Napel peut se présenter avec de profondes modifications qui se produisent sous l'influence plus ou moins prolongée des agents employés dans sa préparation. D'un médicament énergique et sérieux, il ne reste qu'un produit quelquefois inerte et tout au moins infidèle et par conséquent dangereux.

Il ne saurait en être de même de l'Aconitine cristallisée obtenue par notre procédé, qui se présente sous la forme de tables rhombiques, ou hexagonales par suite de modifications angulaires, incolores, inodores, de saveur amère suivie d'un picotement et d'un fourmillement particulier de la langue, tout à fait caractéristique, analogue à celui que produit la racine de pyrèthre.

L'Aconitine cristallisée est peu soluble dans l'eau ; soluble dans l'alcool, l'éther et surtout le chloroforme. Sous l'action prolongée de la chaleur, en présence des acides, surtout minéraux, des alcalis et même seulement de l'eau, elle se décompose en donnant des produits nouveaux peu actifs, dont la formation explique bien la différence d'action que l'on observe dans les diverses préparations officinales de l'Aconit.

L'Aconitine cristallisée se combine aux acides pour former des sels pour la plupart facilement cristallisables. — L'Azotate, surtout, se recommande par le volume de ses beaux cristaux incolores en même temps que par sa solubilité assez notable.

Formes pharmaceutiques de l'Aconitine cristallisée. — Granules.

L'Aconitine cristallisée, ou son azotate aux mêmes. doses en raison de la minime quantité d'acide qu'il contient, doit être employée sous la forme de Granules, forme qui est facilement acceptée des malades, ou, avec une grande prudence, d'injection hypodermique.

La formule que nous avons adoptée pour la préparation des Granules, est la suivante :

℞ Aconitine cristallisée........ dix centigrammes.
Sucre de lait pulvérisé
Gomme arabique pulvérisée } āā quantité suffisante.
Sirop simple

pour faire une masse bien homogène que l'on *divise au pilulier* en .... 400 granules contenant chacun 1/4 (un quart) de milligramme de principe actif.

En réduisant d'une proportion convenable dans cette formule la quantité de principe actif nous préparons des granules dosés à 1/8 et à 1/10 de milligramme, qui permettent de fractionner davantage les doses utiles de médicament et que quelques praticiens préfèrent employer, tout au moins dès le début, pour étudier la susceptibilité de leurs malades.

Effets physiologiques.

L'Aconitine cristallisée est un puissant modificateur du système nerveux ; elle agit d'une façon prédominante sur la portion bulbaire spinale du myélencéphale et consécutivement sur le grand sympathique. — Par leur intermédiaire elle exerce une action plus ou moins intense sur les principales fonctions de l'économie.

Si l'on administre à un adulte, dit Dujardin-Beaumetz (1), l'Aconitine cristallisée à dose faible, c'est à dire thérapeutique, il ne tarde pas à accuser un fourmillement particulier, un engourdissement dans tout le corps, des picotements dans le nez, dans la pointe de la langue, des troubles du goût, des tressautements particuliers semblables à ceux qu'amènent les décharges électriques.

Avec des doses un peu plus élevées, les phénomènes s'accentuent, la diurèse est accrue en même temps que la salivation. Des vomissements peuvent survenir. Le pouls s'abaisse et le malade a froid quoique sa température soit normale ; la respiration se ralentit un peu et le malade est en proie à une faiblesse qui rend les mouvements, quoique toujours possibles, très pénibles à exécuter.

Puis la sensibilité tactile s'émousse, la peau

---

(1) Dujardin-Beaumetz. Dictionnaire de thérapeutique Aconit.

semble rétractée comme sous l'influence d'un froid rigoureux ou d'une couche de collodion, la vue se trouble; le malade, qui éprouve une sensation générale de demi-anesthésie, et chez lequel le cerveau semble toujours respecté, est envahi par une torpeur qui peut devenir excessivement pénible.

Employer des doses plus fortes conduirait aux doses toxiques et, si les phénomènes que nous venons de décrire, d'après Gubler et Dujardin-Beaumetz, sont les plus intenses qu'il soit permis à la thérapeutique d'atteindre, il suffit de doses plus faibles, telles que nous les indiquons plus loin, pour obtenir les effets thérapeutiques utiles qui ne sont pas encore accompagnés, généralement, des réactions physiologiques ci-dessus décrites.

Avec les véritables doses thérapeutiques, c'est d'abord sur la sensibilité que l'Aconitine cristallisée porte son action et particulièrement sur la sensibilité spéciale.

Après une légère période d'excitation, qu'on évite, en grande partie, en échelonnant suffisamment de faibles doses, se produit le stade de détente, d'affaiblissement progressif de la sensibilité, d'insensibilisation, c'est-à-dire le moment et l'effet thérapeutique du médicament, mais qui pourrait aller, nous l'avons vu plus haut, jusqu'à l'extinction complète, suivant les doses, qu'il ne faut pas atteindre, des propriétés sensitives des nerfs.

Ces modifications de la sensibilité qui sont surtout manifestes dans la sphère du trijumeau, et cette influence dépressive sur les phénomènes de la sensibilité qu'on peut maintenir, en répétant les faibles doses à des intervalles plus ou moins rapprochés, constituent une des indications physiologiques les plus importantes pour l'emploi thérapeutique de l'Aconitine.

De même que l'Aconitine cristallisée agit sur les fonctions du système nerveux, de même elle exerce son action sur les autres grandes fonctions de l'économie.

Sous son influence la pulsation cardiaque augmente d'amplitude. — La tension sanguine, après une augmentation plus ou moins passagère, correspondante à la période d'excitation fonctionnelle générale du début de l'action, subit un abaissement plus ou moins rapide ou intense. Cette action paraît avoir principalement son origine dans une influence nerveuse vaso-motrice.

De même la température offre des modifications analogues et proportionnées à celles de la tension sanguine et des phénomènes vasomoteurs, modifications qui aboutissent à un abaissement thermique plus ou moins considérable.

La fonction respiratoire est également modifiée par l'Aconitine cristallisée — à dose thérapeutique, elle peut être ralentie d'une façon marquée, — mais à dose massive il se produit de l'asphyxie qui devient la véritable cause de la mort, lorsqu'on atteint les doses toxiques, ainsi que le prouve l'intervention efficace de la respiration artificielle comme méthode préventive et curative de l'intoxication par l'Aconitine.

Enfin l'Aconitine cristallisée agit sur la plupart des organes et des fonctions de sécrétion et d'excrétion qu'elle exagère, mais surtout aux doses élevées et non thérapeutiques.

***

Thérapeutique.
Indications. — Doses et mode d'emploi.

Dans quels cas et comment doit-on administrer les granules d'Aconitine cristallisée?

Ces indications sont fournies par les données physiologiques que nous venons de résumer et qui font voir que l'action de cette substance intéresse particulièrement la sensibilité générale et spéciale comme aussi la tension sanguine et les phénomènes de vaso-motricité.

Mais avant d'en indiquer le mode d'emploi rationnel et efficace il convient de rappeler que, comme pour tout médicament sérieux, elle exige trois conditions essentielles qui sont:

1° L'indication thérapeutique parfaitement justifiée;

2° L'état le plus complet de pureté chimique, assurant la certitude de l'activité médicamenteuse;

3° La détermination exacte et appropriée de la dose, tant en vue des effets thérapeutiques à obtenir que de la possibilité des effets nocifs ou toxiques.

Il appartient au médecin et à lui seul de déterminer l'*indication*, c'est-à-dire l'opportunité du médicament. Qu'il nous soit permis de rappeler seulement à ce sujet que, s'il importe en général, de renfermer l'emploi de tout médicament, quel qu'il soit, dans les véritables limites de ses indications, afin de ne pas compromettre, comme nous le disions en commençant, ses vertus et ses mérites réels, ce précepte demande à être encore plus respecté lorsqu'il s'agit d'une substance médicamenteuse telle que l'Aconitine cristallisée douée d'une activité à la fois si puissante et si sûre.

Laborde en s'appuyant sur l'étude expérimentale et l'observation clinique en fixe les véritables indications dans le domaine parfaitement déterminé où l'hyperalgie se combine avec la fluxion ou la congestion, c'est-à-dire dans les névralgies congestives et surtout névralgies faciales du trijumeau dites essentielles, *a frigore* ou rhumatismales et non symptomatiques d'une affection organique, dans le rhumatisme douloureux et fluxionnaire. (1)

D'après Gubler c'est également dans les névralgies et surtout dans celles du trijumeau que l'Aconitine a une action héroïque, merveilleuse. On

---

(1) Consulter pour plus de détails Dʳ J. V. Laborde et H. Duquesnel, des Aconits et de l'Aconitine. — Mémoire couronné par l'Académie de Médecine. — Prix Orfila 1878. 1 vol. in-8°.

connait l'observation d'un malade auquel Nélaton avait successivement reséqué toutes les branches du trijumeau et qui, en proie à de continuelles souffrances, malgré ces opérations, fût définitivement guéri, sur son conseil, par l'Aconitine. Avec 3 à 4 milligrammes d'Aconitine cristallisée de Duquesnel par jour, il parvint à guérir radicalement *un tic douloureux* de la face qui arrachait des cris au patient et lui interdisait tout sommeil. (1)

Oulmont signale également les excellents effets de l'Aconitine cristallisée dans les névralgies. Il en a guéri plusieurs qui dataient d'un mois à cinq ans.

Ainsi que Gubler, il obtient de bons résultats dans le rhumatisme articulaire aigu. La diminution de la douleur est rapide et l'action apyrétique bien évidente.

Son action sur la circulation, sur l'élément douleur, son action dépressive sur le cœur qui se rapproche de celle de la digitaline rend compte, d'après Dujardin-Beaumetz, de ses bons effets dans certains cas de palpitations ou de névralgies cardiaques et même chez des malades atteints de lésions organiques du cœur ou des gros vaisseaux (anévrysmes), d'après les observations de Copland, d'Imbert-Gourbeyre, de Debout et de Hirtz.

Le pouvoir que possède l'Aconitine de calmer

---

(1) A. Gubler. — Commentaires Thérapeutiques du Codex, 2e Édition 1884. — Page 776 et suivantes.....
M. A. Franceschini. — Contribution à l'étude de l'action Physiologique et Thérapeutique de l'Aconitine. — Thèse de Doctorat 1875.

la douleur, l'éréthisme nerveux et vasculaire explique aussi son efficacité dans les attaques de goutte où elle a été employée avec succès par Fleming et Lombard. D'après Hufeland, Vogel et Bentham, elle produit une sédation marquée et se rapproche sur ce point du Salicylate de soude.

Ses bons effets ont été constatés également par E. Tison et Bourbon dans l'érysipèle de la face où l'hyperalgie et la congestion sont pour ainsi dire portées au maximum. (1)

On peut encore l'administrer avec avantage, d'après Gubler, contre les affections irritatives et douloureuses des voies respiratoires et de l'appareil circulatoire : asthme spasmodique, toux convulsive etc., et même dans certaines formes de gastralgie sans phlogose de la muqueuse gastrique. Enfin, d'après Hirtz elle donne de bons résultats dans la migraine et la céphalée nerveuse.

La deuxième condition, celle de la *pureté chimique* est réalisée, dans l'état actuel de la science, par notre *Aconitine cristallisée* qui se distingue de tout autre produit portant le nom d'Aconitine.

C'est ce que démontrent ses propriétés physico-chimiques énoncées plus haut, en même temps que son activité physiologique propre et comparée, et cette vérité se trouve consacrée par son admission au nouveau Codex.

---

(1) E. Tison, Bulletin et Mémoire de la Société de Médecine pratique, 1er août 1889.

Cette activité qui fait de l'Aconitine cristallisée un médicament précieux, véritablement héroïque, lorsque l'opportunité de ses indications est parfaitement saisie, cette activité impose en même temps une attention particulière, une stricte observation des préceptes établis également dans les travaux précités par l'étude expérimentale et clinique solidaires, relativement à son mode d'emploi et aux doses *maxima* qu'il convient de mettre en usage et que nous allons indiquer maintenant.

Si l'administration de l'Aconitine cristallisée, ou mieux de son azotate plus soluble, par la voie hypodermique peut être utile dans certains cas et indiquée très exceptionnellement, elle est généralement douloureuse et expose beaucoup plus que l'ingestion par l'estomac, en raison de la rapidité de l'absorption, aux accidents toxiques.

C'est donc à l'ingestion stomacale qu'il convient de s'adresser de préférence avec la certitude d'être à l'abri de tout accident et d'atteindre en même temps le but thérapeutique, à la condition de bien régler l'administration du médicament en se conformant au précepte suivant :

Donner à la fois un seul des granules d'Aconitine cristallisée que nous préparons expressément à cet effet de 1/4 (un quart) de milligramme et mettre entre l'administration de chaque granule un intervalle d'au moins quatre heures.

On peut fractionner les doses ci-dessus et faire usage, en suivant le même mode d'emploi, surtout chez certains malades éminemment impressionnables ou chez ceux dont on veut au préalable étudier la susceptibilité des granules dosés à 1/10 de milligramme dont on prescrira un toutes les 2 ou 3 heures mais à la condition, presque toujours nécessaire, d'élever progressivement les doses après avoir observé avec les premiers granules la sensibilité du malade à l'action de ce médicament.

Dans ces conditions l'Aconitine cristallisée, ou son azotate, qu'il faut renoncer à donner d'emblée, à cause d'accidents qui peuvent se produire, par dose de 1/2 (un demi) milligramme, l'Aconitine, disons-nous, peut être administrée sans nul inconvénient, même au commencement des repas.

En espaçant convenablement les doses, la tolérance s'établit facilement et l'on peut, d'après l'opinion de praticiens autorisés, arriver avec une parfaite accoutumance à la dose totale de 4 et même de 6 granules à 1/4 de milligramme ou à la quantité correspondante en granules à 1/10, soit un milligramme ou un milligramme et demi de principe actif en vingt-quatre heures et la répéter même, au besoin pendant plusieurs jours lorsqu'il est nécessaire de calmer un *état hyperesthésique, modifier la circulation* en la ralentissant, *abaisser la température* ou *combattre l'élément douleur.*

Il faut toutefois étudier la susceptibilité des malades et surveiller les manifestations physiologiques de façon à diminuer ou espacer davantage encore les doses. s'il survenait quelques troubles des voies digestives ou des fourmillements trop accusés dans les extrémités.

Association de l'Aconitine à la Quinine.

Dans certains cas de *névralgies paroxystiques* avec intermittences bien accusées, de *migraines* même ou d'*affections rhumatismales*, là où souvent la Quinine seule échoue et bien plus encore que l'Aconitine, l'association de la Quinine à l'Aconitine cristallisée peut avoir de réels avantages et devient même souvent nécessaire pour obtenir l'effet thérapeutique attendu, en constituant un médicament d'une efficacité rapide et certaine.

Dans ce but, et sur les indications de M. le Docteur Laborde, nous avions préparé il y a déjà plusieurs années (1), des pilules composées d'*Aconi-*

---

(1) Qu'il nous soit permis de rappeler à ce propos que dès l'année 1879 la formule proposée par M. le Docteur Laborde et exécutée par nous a été publiée dans la *Tribune Médicale*, n° 576, page 418, d'où nous croyons devoir la reproduire textuellement.

℞ Quinine (Sulfate) . . . . 20 centigrammes.
    Aconitine cristallisée (Azotate) Duquesnel . 1/4 de milligramme.
    Poudre de Quina . . . . Quantité suffisante.
pour faire une Pilule.

Formule dans laquelle nous avons remplacé pour les motifs sous-indiqués le Sulfate de Quinine par le Bromhydrate de même base.

Notre intention, en faisant ce simple rappel, est de montrer que nous ne nous attribuons pas une formule et une application dont il a été souvent fait mention au sujet de préparations analogues.

tine cristallisée (Azotate) et de *Quinine* (Sulfate) qui n'ont cessé de produire les meilleurs résultats.

En modifiant légèrement cette formule primitive, nous avons adopté, depuis, pour leur préparation, en remplacement du sulfate, le bromhydrate neutre de quinine, sel bien étudié depuis quelques temps, plus soluble et tout à fait indiqué, dans les applications ci-dessus, en raison de ses propriétés sédatives spéciales.

Nous composons ainsi ces pilules auxquelles nous donnons, pour les distinguer des Granules d'Aconitine, le nom de **Pilules Antinévralgiques.**

℞ Aconitine cristallisée (Azotate) . 1/5 de milligramme.
Bromhydrate neutre de Quinine. 10 centigrammes.
Sirop de Quinquina............ Quantité suffisante.
pour faire une Pilule.

Elles doivent être prises de la manière suivante :

Une seule Pilule toutes les quatre heures dans une cuillerée d'eau, jusqu'à concurrence de 5 à 6 par jour.

Les jours suivants, d'après les effets produits et les résultats obtenus, diminuer ou espacer davantage les doses, s'il survenait quelques troubles des voies digestives ou des fourmillements trop accusés dans les extrémités.

Dangers ou incertitudes des préparations officinales d'Aconit.

La Thérapeutique fait encore un fréquent usage de l'Aconit Napel et de ses nombreuses préparations, telles que poudre, teinture, alcoolature, extrait, mais il est important de savoir que si quelques-unes sont douées, dans certains cas, d'une activité presque redoutable, d'autres, et le plus grand nombre, peuvent être considérées comme des médicaments à peu près inertes. Ainsi M. le Docteur Oulmont rapporte des observations où des animaux ont pu absorber 40 grammes d'Alcoolature d'Aconit et des malades 18 et 24 grammes du même produit sans manifester de symptômes physiologiques. Il en est à peu près de même de l'extrait de suc de la plante avec lequel on n'obtient souvent des effets un peu marqués qu'avec la dose énorme de 6 à 7 grammes.

Que l'on s'adresse donc à l'Alcoolature de feuilles d'Aconit, à sa teinture ou à son extrait, on se trouve toujours en présence de résultats incertains, et c'est seulement lorsqu'on fait usage de préparations obtenues avec les racines qu'on peut arriver à produire des effets physiologiques bien caractérisés sous l'influence de faibles doses de médicament. — Encore convient-il de n'employer que des racines convenablement choisies qui ne sauraient posséder l'action constante, régulière et précise d'un principe défini, tel que l'**Aconitine cristallisée.** Telle est la conclusion de M. le Dr Oulmont dans son intéressant travail sur les préparations d'Aconit (1).

L'Aconitine cristallisée doit donc remplacer avec avantage, tel est actuellement l'avis d'un grand nombre de médecins, les diverses préparations pharmaceutiques de l'Aconit, et il convient de lui donner la préférence en raison de son action régulière et en quelque sorte mathématique. — Nous avons vu plus haut quelles peuvent être, d'après les données physiologiques et cliniques, ses principales applications.

---

(1) De l'Aconit, de ses préparations et de l'Aconitine cristallisée considérée au point de vue thérapeutiqne, — par le Docteur OULMONT. — Académie de Médecine 1878.

CONCLUSIONS

De l'ensemble de cette note et des faits précis et bien étudiés qu'elle renferme, il est permis de tirer les conclusions suivantes :

1° L'**Aconitine cristallisée,** ou Aconitine du nouveau *Codex*, principe bien défini et pur, doit être employée par les médecins à l'exclusion de tous autres produits amorphes portant ce nom.

Dans la plupart des cas elle remplacera avec avantage les préparations pharmaceutiques de l'Aconit si souvent infidèles et peu actives.

2° L'**Aconitine cristallisée,** ou son Azotate employé aux mêmes doses, donnera les meilleurs résultats dans la plupart des névralgies, principalement dans les *névralgies faciales*, non symptomatiques, dans certaines formes d'*affections rhumatismales*, douloureuses et inflammatoires, dans les *affections* irritatives et douloureuses des *voies respiratoires*, dans les *céphalées nerveuses*, certaines *affections cardiaques*, la *goutte*, dans les *fièvres exanthématiques*, l'*érysipèle de la face.* — En un mot dans les cas où il y a lieu de calmer l'*hypéresthésie*, de *modifier la circulation*, *abaisser la température* ou *combattre l'élément douleur.*

3° Faire usage pour l'emploi de ce médicament,

suivant le mode indiqué, de **Granules** que nous dosons exactement à 1/4 (un quart) de milligramme d'**Aconitine cristallisée,** et dans quelques cas particuliers ou si l'on préfère commencer par de faibles doses de Granules dosés à 1/10 (un dixième de milligramme).

4° Dans certaines des affections ci-dessus, qui se présentent avec un caractère tranché d'intermittence ou de périodicité, on emploiera avec succès les Pilules d'Aconitine cristallisée et de Quinine que nous désignons sous le nom de **Pilules Antiné-vralgiques.**

Montdidier. — Imprimerie A. Radenez. 91.

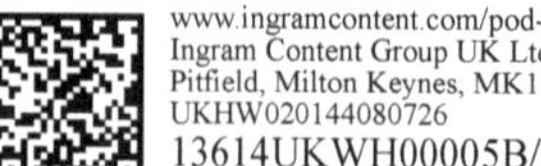

9 782019 251895